DE LA CURABILITÉ

DU CANCER

ET DES KYSTES

SANS OPÉRATION

PAR LE

Dᴿ J. SCHMELTZ

MÉDECIN CONSULTANT A NICE
ANCIEN INTERNE DES HOPITAUX DE STRASBOURG
DOCTEUR EN MÉDECINE DE LA FACULTÉ DE PARIS
ET DES UNIVERSITÉS D'ALLEMAGNE
MEMBRE DE PLUSIEURS SOCIÉTÉS SAVANTES

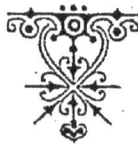

NICE
IMPRIMERIE VICTOR-EUGÈNE GAUTHIER ET Cᵒ
Avenue de la Gare, 21

1883

DE LA CURABILITÉ
DU CANCER
ET DES KYSTES
SANS OPÉRATION

DE LA CURABILITÉ
DU CANCER
ET DES KYSTES
SANS OPÉRATION

PAR LE

Dᴿ J. SCHMELTZ

MÉDECIN CONSULTANT A NICE
ANCIEN INTERNE DES HOPITAUX DE STRASBOURG
DOCTEUR EN MÉDECINE DE LA FACULTÉ DE PARIS
ET DES UNIVERSITÉS D'ALLEMAGNE
MEMBRE DE PLUSIEURS SOCIÉTÉS SAVANTES

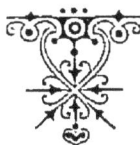

NICE
IMPRIMERIE VICTOR-EUGÈNE GAUTHIER ET Cᴼ
Avenue de la Gare, 21

1883

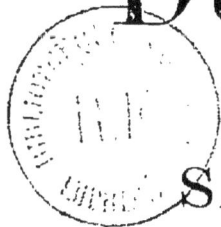

AVANT-PROPOS

—

L'efficacité des remèdes dépend de leur application ; il y a un ordre, une suite, des intervalles et des mesures à observer. C'est le fil de la méthode qui tire les malades d'affaire, sans quoi ce qui devait opérer la guérison fait empirer le mal.

(Le chancelier Bacon.)

Il se fait en ce moment une grande réaction contre le bistouri employé habituellement pour l'ablation des tumeurs cancéreuses.

Le médecin généralement voyant récidiver maintes fois le mal, après l'opération, ne recourt à ce moyen qu'avec peine et plutôt que de tourmenter inutilement le malade ou de lui abréger les jours ne fait rien et se contente d'annoncer que la maladie est au-dessus des ressources de l'art.

Le pauvre patient est ainsi abandonné à son triste sort.

Après avoir pratiqué mainte amputation de sein, de matrice, de langue ou d'autres tumeurs dégénérées, en réfléchissant profondément, après avoir interrogé les auteurs, j'ai cherché une autre route et je crois avoir touché au but. Eviter l'opération et guérir sans récidive, telle fut la direction constante de mes efforts. Les voyages ne m'ont pas arrêté, dès qu'il s'agissait d'étudier un procédé offrant des chances de réussite.

Aujourd'hui, après tout ce que j'ai vu, je demeure convaincu que le cancer est guérissable.

Une des sommités médicales de nos jours, le professeur Billroth de Vienne, un des premiers chirurgiens de l'Allemagne professe que le cancer est une maladie primitivement locale et qu'elle n'est pas le produit d'une infection générale, opinion du reste partagée par les hommes de l'art les plus éminents tels que les Volkmann, les Virchow, les Esmarch, les Nussbaum, les Kocher, etc., en opposition avec les Cruveilhier, les Lebert, les Broca, etc. Du reste ces deux derniers auteurs n'admettent non plus qu'une tumeur bénigne puisse dégénérer en cancer, un fait qui est cependant prouvé et authentique.

Que faut-il donc faire en présence du mal ?

Si le cancer est externe c'est-à-dire en un point du corps tangible tel que le sein, la figure ou tout autre partie, le détruire complètement sur place ; s'il est interne agir absolument de même.

En France on admet encore que la terrible maladie est incurable. Je dis le contraire et cela appuyé sur des bases solides. C'est la statistique. Des observations où l'on verra des cas de guérison de cancers qu'ils aient été à l'intérieur ou à l'extérieur seront produites dans ce travail.

Je répète que pour enlever le cancer situé à l'extérieur, comme celui du sein, ceux de la figure ou des membres par exemple, le bistouri est un mauvais moyen. En effet, sans compter toutes les complications immédiates qui résul-

tent de l'opération et qui emportent le malade
telles que, l'érysipèle, l'infection purulente,
la septicémie, la fièvre traumatique, les
phlegmons diffus, l'inflammation des vaisseaux
sanguins et lymphatiques, la pourriture d'hôpital, l'hémorrhagie secondaire, les suppura-
tions interminables, etc., il faut encore ajouter
le danger que présente le sommeil produit
par les anesthésiques, tels que le chloroforme
et l'éther, et la récidive qui attend les mal-
heureux opérés.

Les opérateurs se sont en général gardés
de produire des statistiques exactes. On peut
dire qu'en ce moment il en existe à peine
une seule consciencieuse et loyale. C'est celle
de notre maître le professeur Billroth de
Vienne. Car il s'agit ici non seulement de
malades vus pendant et un peu après l'opération, mais encore suivis après la guérison
longtemps après leur sortie de l'hôpital et de
patients observés dans la clientèle privée
après que la guérison a été publiquement
confirmée. Nous connaissons toute la loyauté
du célèbre médecin et la probité de tous ceux
qui l'entourent. Son ancien assistant le docteur A. Winiwarter a publié en 1878, à
Stuttgart, un ouvrage intitulé : *Beiträge zur
Statistik*, etc., dont le titre français est :
*Contributions à la statistique des cancers
surtout au point de vue de leur guérison
durable par l'instrument tranchant*. J'ai lu
attentivement cet ouvrage dans tous ses dé-
tails. Peu de mots feront comprendre à mes
lecteurs, le petit nombre de résultats que
donne le bistouri. Les guérisons durables

dans cet ouvrage si consciencieux y sont re-
latées au nombre de 6 $_0$/° à peine. D'autres
opérateurs antérieurement à Billroth n'ont
guère mieux réussi, témoin Velpeau qui avoue
2 °/$_0$ de guérisons.

Je méconseille donc de toutes mes forces
le bistouri. Certainement l'opération avec le
fer est plus brillante, mais que de déceptions à
la suite de l'emploi de ce moyen.

J'ai eu la bonne fortune de connaître à
Bâle un praticien modeste mais bien éminent.

C'est le professeur Immermann qui a la
direction du service des maladies internes du
splendide hôpital de cette ville.

Ce médecin distingué et avec lui le professeur Bischoff et le docteur A. Haegler également de Bâle ont toute confiance, pour la
guérison du cancer, dans l'écorce d'un arbre
qui croît dans l'Amérique du Sud et qui est le
Condurango.

Seulement il est de rigueur absolue, sont-ils
unanimes à dire, d'avoir l'écorce véritable. Car
dans ces derniers temps on a vendu de la fausse
écorce et naturellement les résultats sont alors
nuls. Grâce à l'extrême obligeance de ces confrères et à mes interrogations j'ai pu apprendre à ce sujet ce qui suit. On dut, par suite de
la crainte où l'on était de ne pas avoir de remède véritable, faire venir de la droguerie bien
connue de Gehe et C° de Dresde l'extrait alco-
olique sec de Condurango. On fit ainsi un vin
de Condurango en mélangeant 100 parties de
vin de malaga à 10 parties d'extrait. Cependant cette préparation ne satisfit nullement
pas plus que le fluid extract of Condurango de

la maison Bliss, Keen et C° à New-York qui fut employé tout d'abord.

Il en advint de même de la teinture préparée avec une partie d'écorce et 5 parties d'alcool.

Toutes ces préparations, actuellement dans le commerce, sont à rejeter absolument car on n'obtient avec elles aucun résultat sérieux.

Sur ces entrefaites je venais d'apprendre qu'une maison très considérable possédait de l'écorce véritable. On en fit venir et les guérisons qu'on obtint démontrèrent en effet la vérité de cette assertion. Depuis cette époque ce fut cette maison qui la fournit exclusivement et je n'en emploie jamais d'autre. On l'administre sous deux formes principalement : sous celle de vin de Condurango qu'on prépare d'après la formule que nous a confiée le docteur Immermann et qui exige une assez longue et assez minutieuse préparation, et sous celle de décoction.

Etonné du succés que donne le Condurango pour les cancers internes, j'ai eu l'idée de l'associer au traitement externe que je faisais alors suivre exclusivement et avec lequel j'avais eu de beaux succès.

Je fus frappé des résultats surprenants que me procura cette méthode combinée.

Associer avec les caustiques en vogue et que l'expérience a consacrés le Condurango intus et extra telle est la méthode que j'adoptai.

En effet les maîtres les plus expérimentés ne sont-ils pas d'accord que le mal procède de l'extérieur très souvent d'un point de la peau soit du sein, soit de la face, soit de la matrice ou de la langue, etc. ?

Attaquer le mal intus et extra c'est effecti-
vement la seule et la vraie méthode.

Je diviserai cet opuscule en 5 chapitres.

1° Historique et aperçu pharmacologique du
Condurango.

2° Observations de cas de cancer guéris et
améliorés.

3° Ma méthode de traitement.

4° Nomenclature des maladies pouvant être
guéries par ma méthode.

5° Conclusions.

HISTORIQUE ET APERÇU
PHARMACOLOGIQUE

—

On lit dans l'*Union pharmaceutique* de 1872: Condurango ou Cundurango, nouveau médicament originaire de la République de l'Equateur, de la Colombie et sans doute de diverses autres contrées de l'Amérique du Sud. Il est constitué par le bois et surtout par l'écorce d'un arbrisseau asclépiade lacticifère. L'écorce est grisâtre et d'une odeur aromatique un peu musquée. Le Condurango vient d'apparaître en Europe avec la réputation d'un spécifique contre les ulcères cancéreux..... On tient pour certain qu'une femme indienne sauva du cancer son mari, moyennant une infusion de toute la plante. C'est ainsi que fut arrachée à la mort la mère du Vice-Président des Etats-Unis d'Amérique, Colifax. Il est de notoriété publique que l'écorce de Condurango a été livrée en mars 1871, à titre d'essai, au département d'Etat américain, en qualité de spécifique contre le cancer, par l'ambassadeur de l'Equateur à Washington, M. Flores. Antisell (Journ. Amer. of Pharm. July, p. 289) y trouva, entre autres un alcaloïde cristallisé.

Mais avant que l'on publia les découvertes faites à Washington, les spéculateurs Bliss, Keen et C° à New-York s'emparèrent du nou-

veau remède et il fut importé en grande quan-
tité et de là en Europe.

Les docteurs Fitsch et Shane, le docteur
Eguiguren, frère du gouverneur de Loya, se
prononcèrent de suite fortement en faveur du
nouveau remède.

Dans un rapport à un congrès on parla de
la nécessité de la construction d'une nouvelle
route de Santa-Casa à Zoruma motivée uniquement par la découverte du Condurango.

Le rapport officiel du docteur Camillo Cœ-
sares, médecin dans l'Equateur, adressé à son
gouvernement parle de quatre cas de cancer
guéris par le Condurango et il cite divers cas
de Syphilis, de Carie et de Scrophule bien vite
améliorés par le remède.

D'abord l'état constitutionnel est rapidement
amélioré, ensuite les symptômes prédominants
disparaissent.

Les docteurs Chéribaga du Guyaquil, Des-
tiage Morales, Espinosa et Jaramillo de l'Equateur citent différents cas de cancer guéri par
l'emploi de cette plante. En Italie le docteur Vincenzo Palmeti (l'*Ippocratico*, ver. III,
vol. 21, p. 426 maggio 1872) l'employa le premier en août 1871 Il en parle avec éloge ainsi
que les docteurs Bofito et Maragliano (*Nuova
Liguria Medica* n° 11, 1872).

Le grand chirurgien Nussbaúm de Munich
l'a souvent préconisé à sa clinique et dans sa
clientèle privée ; il ne saurait assez le recom-
mander.

Sans parler des médecins anglais et de
Copenhague, du docteur Jürgensen, je citerai
tout à l'heure le cas du célèbre professeur

N. Friedreich qui fit tant parler de lui à la clinique de Heidelberg. Dans le chapitre suivant il sera relaté maints cas encore observés par différents médecins et dont je recommande spécialement la lecture.

Par ce court aperçu historique on voit déjà de quelle confiance jouit le Condurango et comme les médecins cités ont une foi complète dans ses propriétés médicales.

C'est grâce aux excellents résultats qu'on obtient le plus souvent quand on emploie à temps ces préparations que nombre de praticiens de l'ancien et du nouveau monde professent pour le Condurango une véritable vénération.

En Amérique on s'en sert encore contre la syphilis, les ulcérations de toute sorte, les maladies du tube digestif, de l'estomac et de l'intestin et même contre les affections des reins et du foie.

Ici l'explication scientifique disparait devant les faits. Les preuves de guérisons palpables vues et opérées par d'autres et par moi-même parlent assez haut.

Le diagnostic dans ces cas n'était pas douteux, il suffit de citer des hommes comme Friedreich de Heidelberg, Bischoff et Immermann de Bâle pour que l'on s'incline.

Mais pourquoi citer? Il faut voir par soi-même, scruter, examiner à fond, en prenant les préparations de Condurango que je recommande spécialement aux hommes compétents et à leur examen approfondi.

Plusieurs personnages remarquables par leur science se sont déjà prononcé, en faveur de ce traitement, et ils l'emploient aujourd'hui avec grand succès. Ces faits doivent engager mes confrères à marcher dans cette voie.

Un peu moins de nihilisme médical et une confiance plus grande dans une thérapeutique basée sur une sage observation.

Le diagnostic ne guérit pas le malade.

On méprise aujourd'hui trop le médicament et, fait remarquable et étonnant, c'est que plus la médecine fait de progrès dans le diagnostic moins on s'occupe de la matière médicale. Le médecin moderne ne doit être guidé que par les faits.

Pour dire encore un mot de la pharmacologie on saura que le plus souvent cette plante a été employée sous forme de décoction. C'est ainsi que le professeur Friedreich la faisait administrer et chaque jour par cuillerées.

En outre de cela, comme je l'ai déja dit, autrefois on prenait très souvent trois et quatre fois par jour une cuillerée à café du fluid extract of Condurango de la maison Bliss, Keen et Cᵒ de New-York. A l'hôpital de Bâle on ordonna en 1879 pour la première fois la teinture de Condurango.

En juin 1879 on prescrivit le vin de Condurango d'après la formule du professeur Immermann, une des préparations que j'emploie très souvent.

Toutes les préparations venant des drogueries nommées ci-dessus n'ont pas donné de bons résultats. Ils n'y a que celles que l'on emploie à présent et qui, comme je l'ai indiqué, proviennent d'une grande maison toute spéciale.

II

OBSERVATIONS DE CANCERS
GUÉRIS ET AMÉLIORÉS
—

Les deux observations les plus remarquables de cas de cancers internes guéris par le Condurango est celui observé par le professeur Friedreich, le célèbre praticien de Heidelberg, et l'autre observé à Bâle par le docteur Hœgler et les professeurs Bischoff et Immermann.

Voici l'histoire du premier cas, qui fut observé en 1873. Il s'agissait d'un cancer de l'estomac.

Le 10 janvier 1873 on admit à la clinique interne de Heidelberg un journalier de Petersthal, âgé de 54 ans. Depuis 10 mois il souffrait de dyspepsie, de manque d'appétit et de pression à l'épigastre, surtout après le repas. Jamais il n'avait craché le sang, mais il était épuisé. L'état cachectique était très prononcé ; pouls extrêmement faible. A la palpation, sensation très nette de tumeurs dures, bosselées, confluentes et douloureuses, s'étendant de l'appendice xiphoïde à l'ombilic. Le patient respirait-il profondément, la paume appliquée sur l'épigastre avait la sensation d'un fort frottement péritonéal.

Le foie qui débordait se percevait bien : il était complètement lisse. La fosse sous-claviculaire gauche se trouvait être remplie de gros ganglions lymphathiques indurés et indolores. Organes thoraciques et rate normaux. Pas d'albumine dans les urines.

On posa le diagnostic de cancer de l'estomac avec infection des ganglions épigastriques et sous-claviculaires. On traita d'abord le patient moyennant le bicarbonate de soude et la morphine, sans résultat. Il y eut un peu de fièvre. Au 18 février on commença le traitement par le Condurango de la façon suivante : chaque jour il fut administré deux cuillerées d'une décoction de Condurango qu'on éleva plus tard à la dose d'une cuillerée et demie trois fois par jour. Le malade ne prit à côté de cela aucun autre médicament.

Déjà au 10 mars on remarque que les ganglions suprà-claviculaires avaient manifestement diminué de volume. Ils avaient complètement disparu le 17 mars et les tumeurs de l'épigastre étaient bien plus petites et plus aplaties.

L'état du malade continua ainsi à s'améliorer jusqu'au 15 juin. Plus de cachexie ; la maigreur avait fait place à de l'embonpoint. Des tumeurs épigastriques il ne restait plus qu'un noyau gros comme une noisette arrondie, dur et indolore. Le professeur, Friedreich observa encore longtemps le malade après sa sortie de l'hôpital et constata la complète guérison qui resta telle.

Je vais maintenant encore citer un cas, observé à Bâle, dont on parle beaucoup et que constatèrent les deux éminents docteurs bâlois, le docteur A. Hœgler et le professeur

Immermann. Voici l'historique de la malade dont il s'agit.

Le professeur Bischoff opéra en juin 1876 une femme, âgée de 43 ans, d'un cancer de la lèvre antérieure de la matrice gros comme une noix, moyennant l'excision. L'examen microscopique confirma le diagnostic de cancer.

Comme la malade était atteinte en même temps d'une tumeur fibreuse qui montait jusqu'à l'ombilic et qui lui occasionnait beaucoup de douleurs, on se demanda s'il n'y avait pas aussi là un développement cancéreux. En raison de quoi on administra à la patiente, depuis janvier jusqu'en mai 1877 chaque jour une décoction de 15 grammes d'écorce de Condurango. L'appétit et l'état général se modifièrent, mais la tumeur ne diminua pas de volume.

En janvier 1879 la malade commença à devenir anémique, les douleurs de l'abdomen augmentèrent et se firent sentir surtout dans la région du foie. A côté de cela dyspepsie prononcée et manque complet d'appétit.

Le 11 mars 1877 voici dans quel état le docteur Hœgler trouva la malade. Etat cachectique prononcé ; émaciation, peau ridée, léger œdème autour des malléoles. Pas de fièvre. Le foie, dur au toucher, proémine dans l'hypochondre droit et déborde les fausses côtes de toute la largeur de la main.

Dans la zône comprise entre la ligne axillaire et la ligne du mamelon on constate l'existence d'une tumeur bosselée et très douloureuse, de la grosseur d'une petite pomme, faisant corps avec le foie, mobile et située sous le rebord

costal. A côté, en dedans et en haut, on palpe
encore 2 nodosités de la grosseur d'une petite
noix chacune. On ordonna du calomel, de la
rhubarbe et de grands lavements. Malgré des
selles abondantes, les douleurs devinrent toujours plus violentes et purent uniquement
être calmées par des injections de morphine,
faites deux fois par jour. Vu l'état général
de la malade et des nodosités trouvées au foie
qui étaient de nature cancéreuse, les professeurs Bischoff et Immermann ainsi que le
docteur Heœgler furent unanimes pour poser
le diagnostic de cancer du foie.

A partir du 22 mars 1879 on administra à
la malade chaque jour 4 cuillerées à café du
fluid extract de Condurango, à côté de cela
journellement un petit clystère, de l'eau de
Vichy et de la morphine. Déjà le 5 avril les
symptômes subjectifs étaient amendés ; on ne
pouvait plus sentir les petites tumeurs. Le 19
avril on constata à travers les parois abdominales une diminution de la grosse tumeur et
des endroits enfoncés. La tumeur diminua de
volume, le périmètre du foie devint moindre
et le teint fut toujours meilleur.

A la fin octobre, le foie ne dépassa plus les
côtes et on n'y trouva plus de tumeurs. L'état
général était excellent, les douleurs presque
nulles, surtout depuis septembre.

A ce moment on abandonna la morphine.

Jusqu'à fin de l'an 1879, on continua l'usage
de Condurango, de sorte que la malade avait
pris 5,000 grammes d'Extrait (sans compter
les macérations).

Le docteur Hœgler ne constata plus jusqu'en

mars 1880 aucune ombre de récidive, seulement de temps à autre de la douleur, qu'on attribua à sa constitution nerveuse et au morphinisme antérieur. A ce moment la patiente quitta Bâle pour la Suisse et n'eut plus de récidive de son mal.

Si l'on consulte la thèse très bien faite du docteur Hoffmann de Bâle : *Klinische Beobachtung über Carcinom, Bâle 1881*, où je puise divers renseignements précieux, on voit qu'il parle de maints cas guéris par le condurango entre autres des observations du docteur A. Obalinski (chir. Centrabatt 1. 12, 1874), des docteurs Franz Riegel (Berliner Klinische Wochenschrift XI c. 874 N° 35), Reich (Würtemb. med. corres. pl), Sänger (id), Becker (Berliner klinische Wochenschrift 47 et 877), J. v. Dietrich (Petersb. med. Wochenschrift N° 21), Burkman (Deutsche med. Wochenschrift 33.416), Drszewesky et Erichson (Canstadt's Jahrbücher 1876 ii p. 206) qui ont cité maints cas de guérison et d'amélioration produits par l'usage de ce précieux médicament.

Notre ami le docteur Heiligenthal, médecin à Bâde, observa dans cette ville (Aertzl. Mittheil. aus Baden xxviii 22. 1874) un cas analogue chez un homme de 38 ans. Ce malade souffrait de l'estomac surtout quand il était en mouvement et après les repas. En outre on constatait chez lui une tumeur sensible dans l'épigastre droit.

On lui administra chaque jour 3 cuillerées d'un décocté de Condurango (4/100). Après peu jours les renvois cessèrent et 15 jours après la tumeur épigastrique avait presque disparu.

Après deux mois il y eut convalescence. Le docteur Alfred Obalinski (Chir. Centralblatt ɪ 12 1874), cite plusieurs cas de guérison de cancers épithéliaux de la face guéris avec cette drogue.

J'ai parlé plus haut du savant professeur qui dirige la clinique à Bâle. Voici les observations des cas principaux guéris ou améliorés qu'on a suivis à sa clinique du 1er janvier 1881 jusqu'en octobre 1881. La statistique générale des cas améliorés est de près de 50 % avec l'emploi du Condurango. Sans le Condurango il y eut seulement 9 % d'améliorés, 25 cas non guéris et 65 morts.

Premier cas concernant la nommée H. M. employée de fabrique. Elle entre à la clinique le 10 avril 1880 et en sort dans un très grand état d'amélioration le 5 juillet 1880. Le diagnostic est cancer de l'estomac. Les vomissements grâce au Condurango cessent bientôt. L'appétit et l'état général s'améliorent à vue d'œil. Le poids du corps à l'entrée étant de 92 livres est de 188 livres à la sortie.

Le deuxième cas concerne la nommée veuve T. E., âgée de 52 ans. Elle entre à l'hôpital le 29 juillet 1880. Le diagnostic de cancer de l'estomac est très manifeste. Les ganglions inguinaux sont pris. Préparations du Condurango. L'appétit perdu renaît. La malade se lève bientôt et sort très améliorée le 4 septembre 1880.

Le troisième cas est relatif à une femme L. M., âgée de 55 ans, entrant à la clinique le 14 juin 1880. Tumeur très sensible à l'épigastre. Diagnostic: cancer de l'estomac. Vomissements incessants. Sort le 21 juin dans un état amélioré. Vin de Condurango.

Le quatrième cas concerne H. H., âgée de 51 ans, affectée de cancer de l estomac et du foie. Marasme complet. Dès que la malade s'est mise aux préparations de Condurango, l'état général s'améliore. A partir du 1ᵉʳ mai elle passe la plus grande partie du jour hors de du lit. La digestion se fait bien. Le poids de H. H. augmente de 76 livres. Pas de vomissements. Elle sort le 3 mars 1880.

Le cinquième cas est celui de la femme St. E., âgée de 51 ans, entrant à l'hôpital le 29 avril 1881. Malade dès l'enfance avec vomissements, anémie. Depuis sept semaines souffre de l'estomac, de vomissements de matières souvent nullement digérées. Emaciation et perte de forces. La malade, à l'exception de lait et d'œufs ne peut rien supporter. Il y a de temps à autre œdème des pieds. On palpe à gauche de l'ombilic une nodosité douloureuse plus grosse qu'une noix. Poids du corps 104 livres. On ordonne les préparations de Condurango. Déjà au 10 mai la malade se trouve si bien qu'elle se lève et a augmenté de 4 livres. Elle ne vomit jamais. Jusqu'au 11 juin elle reste à l'hôpital, se promenant au jardin et mangeant finalement de tout. Jusqu'à la sortie la tumeur conserve le volume d'une noix, mais est moins douloureuse. Le poids augmente de 12 livres. Au 8 octobre la patiente travaille tout le jour. On ne trouve plus de tumeur. Le poids du corps est de 123 livres.

Le sixième cas est celui de la femme V. M.,

âgée de 70 ans. Elle entre à la clinique le 25 novembre 1880. Près de l'ombilic on sent une résistance dure. Pulsations visibles. Douleurs à la pression. Diagnostic : cancer de l'estomac. Les préparations de Condurango sont ordonnées. À la suite les douleurs diminuent beaucoup. L'appétit revient. La patiente qui, au début, ne supportait que des aliments liquides, mange en décembre de la viande, se lève de nouveau et se promène en plein air. Son poids augmente de 5 livres. A sa sortie de l'hôpital le 6 janvier 1881 la tumeur a disparu. Poids du corps 125 livres.

Ces quelques observations démontrent clairement que le Condurango a une action directe sur les tumeurs cancéreuses, qu'il arrête les vomissements et calme les douleurs, que l'appétit, la digestion et l'état général sont améliorés certainement par lui. L'amélioration se démontre comme nous l'avons vu par l'augmentation de poids du corps.

Tout médecin consciencieux devra donc adopter l'emploi du Condurango dans les maladies cancéreuses, d'après ces observations qui ont été faites avec conscience par des confrères éminemment distingués.

Quant aux cancers externes, tels que ceux du sein et les cancroïdes, mon opinion bien arrêtée est qu'il faut suivant l'opinion des grands médecins d'aujourd'hui, attaquer toujours premièrement le mal à l'endroit où il se développe car, comme je le disais plus haut, avec Virchow, Billroth, Nussbaum et Volkman, le mal est d'abord local avant d'infecter tout l'organisme, et même s'il est de nature bénigne il peut devenir de mauvaise nature à la longue comme il est démontré pour des tumeurs du sein et d'autres encore.

Je m'efforce dans ce cas-là de détruire tout d'abord la tumeur cancéreuse, mais en faisant suivre en même temps un traitement général dont la base est le Condurango. Disons de suite que le Condurango entre avec d'autres ingrédients dans mon caustique qui agit d'une manière si sûre, si peu douloureuse et bien autrement que les caustiques préconisés jusqu'à ce jour.

Il n'y a ni fusée, ni grande douleur comme avec les caustiques renfermant de l'arsenic et du chlorure de zinc. Je puis dire hautement que je cautérise ainsi aussi mathématiquement qu'avec le couteau.

Les os même attaqués et cariés par le mal sont détruits sans l'ombre d'un danger. Pas de réaction, pas de fièvre, aucune trace de complication opératoire, voilà le grand avantage de ma méthode. Je vais encore parler ici successivement des deux derniers malades que je viens d'opérer à Nice.

Premier cas. — Mme D. de Nice me fait appeler le 3 janvier 1882. Cette dame était mourante. Des hémorrhagies venant de la matrice que rien n'avait pu arrêter l'épuisaient depuis un mois. Plusieurs médecins l'avaient traitée. Ergotine, injections diverses et plusieurs autres médicaments n'avaient abouti à rien. Ces confrères l'avaient abandonnée, en disant que le mal était au-desus des ressources de l'art.

Après examen attentif par le toucher et

le palper abdominal, je reconnus une tumeur molle, friable, faisant corps avec l'utérus, du volume d'une tête d'enfant. L'odeur était caractéristique. J'annonce alors à la malade que je crois pouvoir la sauver avec mes remèdes et ma méthode ; les assistants sont étonnés de mon assertion en me disant encore que mes confrères avaient annoncé que toute opération surtout était impossible et deviendrait fatale à la patiente. Grâce à mon énergie je capte la confiance de la pauvre patiente. J'attaque le mal local, suivant mon procédé ; la douleur, hormis quelque peu de colique, est nulle.

Après cinq jours la tumeur commence à se détacher par petits morceaux. A partir de ce jour, plus d'hémorrhagie. Le bas-ventre qui auparavant était très volumineux, diminue vite de grosseur.

Je déclare, au bout de peu de temps la malade convalescente. Seulement les hémorrhagies continuelles avant l'opération l'avaient très affaiblie. Mais l'appétit reprit bien vite le dessus et depuis quelques mois Mme D. se promène très allègrement et journellement dans les rues de Nice.

La *deuxième observation* concerne Mme S. Th., boulevard du Pont-Neuf à Nice.

Cette dame vint me consulter le 1er mai 1882, souffrant de douleurs dans le bas-ventre, de constipation et de pertes de sang assez abondantes. A l'examen, je trouvai le col de la matrice énorme, induré, ulcéré et saignant au toucher. L'odeur était caractéristique.

Je cautérise d'abord, moyennant un spéculum à grand développement, toutes les parties saignantes avec le caustique de Filhos profondément introduit et à plusieurs reprises. Les préparations de Condurango sont ordonnées à l'intérieur.

Mon caustique solidifié, à base de Condurango et de chlorure de zinc, est introduit plus tard sous forme de flèche et fixé dans la tumeur très profondément. Il y disparait.

Quatre jours après le mari me rapporte toute la tumeur cancéreuse qui était tombée et qui renfermait dans son intérieur la flèche. Ce morceau était du volume d'une grosse noix.

Le diagnostic de cette affection était : Cancroïde du segment utérin inférieur, comme le porte le n° 44 de mon registre. Voici ce qu'on y lit, le 1er mai 1882 : Mme S. Th., de Nice, malade depuis trois ans, surtout par suite d'hémorrhagies. A chaque selle notamment hémorrhagies abondantes. Au spéculum on voit que le col n'existe plus, dévoré par un cancroïde étendu. Douleurs constantes au bas-ventre, etc.

Le 29 août, 1re cautérisation avec deux flèches.

Le 2 septembre, expulsion de la tumeur sans grande douleur. La malade dit qu'elle avait cru avoir fait une fausse-couche.

Le 6 septembre. — Par mesure de précaution, je pousse encore une petite flèche dans la matrice et un peu haut.

Depuis, la malade n'a plus d'hémorrhagies et se trouve en pleine convalescence.

III .

MES PROCÉDÉS ET MA MÉTHODE

—

Comme mes lecteurs ont pu se convaincre par les observations précédentes, la méthode qui consiste à donner les préparations du Condurango à l'intérieur et à attaquer et à détruire le mal partout où il existe à l'extérieur, est d'après la statistique, la meilleure. C'est celle que j'ai adoptée et je m'en félicite tous les jours davantage. Cette méthode est simple à appliquer, elle n'est pas douloureuse et j'ose dire qu'elle est sûre à moins que le mal ne soit arrivé au dernier stade.

Chaque fois que le malade s'adresse à moi, même dans un état détérioré, mais pas trop profondément infecté, la guérison est la règle. L'amélioration, à très courte échéance, est toujours certaine.

S'il y a au-dessus de la tumeur une partie entamée ou si la peau est malade, je la fais d'abord disparaître et cela très simplement et en moins d'un quart d'heure moyennant le caustique de Filhos ou de Vienne. On y applique ces médicaments pendant dix minutes après lesquels ma pommade à base de Condurango et de chlorure de zinc y est mise chaque jour quelque temps, par exemple de neuf heures du matin à cinq heures du soir. Au bout de quelques jours la tumeur a complètement disparu et à sa place on voit une belle plaie, de bonne nature, qui guérit toujours vite et sans aucun incident.

Tel est, en peu de mots, mon procédé opératoire. On voit qu'il me permet de me passer de l'instrument tranchant et que le malade se livre en toute confiance à l'homme de l'art alors qu'il lui est démontré que la douleur est presque nulle et que de danger qui résulte de ce procédé opératoire il n'est aucune question. Ainsi ma pommade qui a une action si destructive agit dès que la peau est détruite par le caustique cité qu'on n'emploie naturellement qu'une seule fois. C'est à cette pommade de faire toute l'œuvre alors et il faut, dans ce cas, en moyenne huit jours pour enlever les plus grosses tumeurs, encéphaloïdes ou autres, molles ou dures.

Le malade continue alors quelque temps encore l'usage des remèdes internes jusqu'à guérison complètement confirmée. — C'est ainsi qu'ont été traités mes derniers malades dont je cite l'histoire. La réussite ne saurait manquer. Aussi quel patient, tant soit peu intelligent, ne se rangerait-il pas de mon côté et ne préférera-t-il cent fois, au bistouri qui fait tant de victimes et qui donne si souvent des récidives, ma méthode?

Comme j'ai déjà dit, je puis ainsi agir aussi mathématiquement qu'avec la lame la plus fine; les os sont attaqués dans certains cas avec une précision que la chirurgie ordinaire ne saurait atteindre.

On s'est servi dans ces derniers temps de différents caustiques tels que la pâte de Canquoin (cautérisation en flèches de Maison-

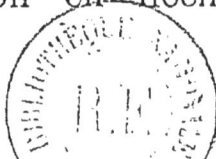

neuve), le caustique de Landolfi, le caustique sulfo-safrané de Velpeau, différents caustiques acides et alcalins, le fer rouge, les thermo et galvano-cautère, les caustiques arsénicaux du frère Côme, de Rousselot, etc., etc., mais tous ont leur mauvais côté et on ne les emploie que très rarement. Mon caustique renferme du chlorure de zinc. Canquoin de Dijon avait déjà fait et avec raison un grand éloge de ce caustique par excellence qui est au-dessus de tous les autres et que les grands maîtres emploient dans leur pratique. Il est sûr, cautérise à la profondeur exactement voulue, ferme les vaisseaux et empêche ainsi la plus petite hémorrhagie et toutes les complications des plaies. Le malade n'a jamais de fièvre et il vaque à ses affaires. Le chlorure de zinc n'a aucune action dangereuse sur l'économie au contraire de certains autres caustiques ; ce sel produit une escharre blanche et sèche. — La plaie qui en résulte est très belle et vermeille, guérissant excessivement vite. C'est grâce à l'écorce de Condurango ajoutée à la pommade que les effets si excellents se manifestent. Cette pommade ainsi composée est bien supérieure à toutes les autres, par exemple à celle de Canquoin. C'est ce que l'expérience démontre le mieux. Les os même malades, par ex.. les côtes ou les os du crâne sont guéris avec la plus grande précision.

Vu l'innocuité et la simplicité de ma méthode je conseille toujours à mes malades de commencer à se traiter, d'après ces procédés, très-tôt car le succès est surtout dans l'application non-tardive des remèdes.

Je suis partisan décidé de la chirurgie, mais d'après mon expérience, le Condurango et les caustiques pour les affections spéciales dont j'ai parlé, l'emportent de beaucoup sur le bistouri. Ils sont innocents, voilà le grand mot. C'est ce qui me fait dire que l'avenir, pour les affections cancéreuses, est aux caustiques et au Condurango, combinés avec connaissance de cause.

Le couteau le plus adroitement manié, ai-je annoncé, donne à peine 6 0/0 de guérisons de tumeurs du sein.

Quelle différence avec les résultats dûs à mes procédés. Et puis, l'opération qui consiste à couper, à extirper avec le bistouri largement un sein, n'est-ce pas chose effrayante pour les mieux trempés. Encore si le résultat était celui qu'on en attendait. Que de morts et de récidives avec l'ancien procédé de l'instrument tranchant !

On sait par quels grands hommes les caustiques furent loués et vantés. Il suffit de citer Velpeau, Billroth, Maisonneuve. — Mais ce dernier surtout ne saurait assez en parler avec éloge. Rien qu'avec sa cautérisation en flèches il a fait des merveilles. C'est ce qu'on peut lire dans son Mémoire à l'Académie où il décrit bien longuement différents cas de guérisons radicales obtenues par la pâte de Canquoin, dans des cas de cancers de la face, des membres, du sein, de la matrice, etc., etc.

C'est la simple pâte au chlorure de zinc qui a opéré ces prodiges.

Combien plus sûrement doit agir encore une méthode où il entre le Condurango et le chlorure de zinc combinés, alors que le Condurango, comme il est prouvé, peut guérir à lui seul nombre de cancers. Maisonneuve montre à l'évidence par sa statistique que le caustique seul peut guérir.

On vient de voir, dans un prédédent chapitre que le Condurango suffit à lui seul pour guérir nombre de cancers internes. La logique m'avait conduit à appliquer simultanément ces deux spécifiques. C'est ce qui fait ma méthode et j'ose affirmer son excellence dépassant de beaucoup toutes les autres.

Maintenant que le lecteur comprend bien ma manière d'agir, s'il est porteur d'un cancer il devra comprendre que mon procédé ne présente seul danger.

En effet en quoi consiste-t-il, en remèdes renfermant du Condurango qu'il absorbe ou dont on lui fait des applications s'il a une tumeur à quelque endroit visible ? Cela se fait sans danger aucun à l'opposé de la méthode sanglante. Ainsi d'un côté innocuité parfaite ; de l'autre dangers de toute sorte.

L'opérateur coupe la tumeur. Il ne s'inquiète pas si le mal peut récidiver. Il nie qu'il y ait un remède empêchant cette récidive. Pour moi je suis convaincu que l'emploi des préparations de Condurango empêche cette récidive mieux que tous les remèdes employés jusqu'à ce jour.

Que veut le malade en définitive ? guérir, et cela avec le moins de douleur et de complications possibles.

Il ne tient pas à être opéré brillamment et avec péril, mais il veut que la méthode soit

surtout sans dangers. Que le procédé soit
lent, peu brillant, il s'en moque bien pourvu
qu'il s'en retire guéri.

IV

NOMENCLATURE DES MALADIES

POUVANT ÊTRE GUÉRIES PAR MON PROCÉDÉ

—

Tous genres de tumeurs, qu'elles soient cancéreuses ou non sont détruites par ma méthode.

Les tumeurs érectiles, nœvi materni ou en-
vies disparaissent mieux qu'avec tout autre
procédé.

Les kystes de n'importe quel genre sont
traités relativement facilement avec ma méthode. On cautérise la peau avec le caustique
de Filhos généralement ; dès que la tumeur est
ouverte, il se vide spontanément la plupart
du temps. On modifie ensuite l'intérieur de la
poche et la guérison se fait vite.

Voici comment j'opère les kystes de l'ovaire :

Je choisis l'endroit du ventre le plus favo-
rable à l'écoulement du liquide surtout si la
tumeur est très volumineuse. Avec le caustique de Filhos ordinairement je trace en ce
point une ligne droite de 5 à 10 centimètres
de longeur. En appliquant fortement en différents points de cette ligne le crayon bien taillé,
je provoque au bout de 10 minutes une escharre
linéaire qui enlevée le lendemain fera place

à la pâte caustique que j'applique chaque jour à nouveau. C'est ainsi que des adhérences s'établissent profondément entre la poche kystique et les parois du ventre et que la tumeur peut se vider pour ainsi dire toute seule. Il suffit alors de faire quelques injections irritantes, après qu'avec les doigts on a brisé les poches et les loges, pour voir se ratatiner, s'affaisser la tumeur et se guérir en un temps relativement court. C'est en agissant de cette façon que plusieurs chirurgiens du plus grand renom ont obtenu de si beaux succès. Pour corroborer ce dire il me suffira de citer un cas de kyste ovarique guéri avec les caustiques par le professeur Demarquay. Ces cas a été communiqué à la Société de Chirurgie le 8 décembre 1865.

C'est de cette manière qu'on ouvre les kystes hydatiques. Récamier préconisait à cet effet son procédé avec la pâte de Vienne, pour les kystes hydatiques du foie.

Ma pâte peut également s'appliquer avec résultat sûr pour la cautérisation de l'anthrax, de la pustule maligne, aux polypes, aux lipômes, à différents cas d'ulcères, à la carie des os, au lupus etc., etc.

Voici comment le docteur Demarquay a opéré la malade dont nous venons de parler :

Le 5 mais 1865 il fit une ponction exploratrice qui fut renouvelée le 12 juin.

Le 15 juin le liquide s'étant reformé, l'opérateur fait sur la ligne médiane l'incision de la peau et du tissu cellulaire.

S'il s'était servi du caustique de Filhos, 3 à 5 minutes au plus eussent suffi pour cela.

M. Demarquay met ensuite dans la plaie de la pâte Canquoin.

Après que le caustique eut agi on fait encore deux autres applications de pâte de Canquoin qui suffisent pour provoquer des adhérences et ouvrir le kyste.

Le 6 juillet (5 jours après la dernière application), le kyste se rompt spontanément.

On n'y touche pas afin de ne pas rompre les adhérences. Peu de temps après la poche s'affaisse et la malade est complétement guérie.

Le docteur Briboria, de Namur, guérit un kyste de l'ovaire, renfermant plus de 22 litres de liquide, en appliquant sur le ventre le caustique de Vienne et la pâte de Canquoin. Une légère péritonite locale ayant amené l'adhérence des parois du kyste au péritoine pariétal, la tumeur fut ouverte largement et on y pratiqua des injections irritantes, notamment avec la liqueur de Villatte. — Le docteur Jouon rapporte dans l'union médicale (vol. 9 - 3º série, nº 67 p. 959) un cas de guérison de kyste ovarique opéré par les caustiques. — Il dit que le meilleur procédé à son point de vue est celui de Récamier. Afin d'économiser le temps, nous enseigne ce confrère, on peut inciser une partie de l'épaisseur des parois abdominales et cautériser le reste en une séance.

Velpeau incisait jusqu'au péritoine, puis faisait suppurer la plaie, en y mettant de la charpie sèche.

Trousseau se servait de l'acupuncture.

Mais tous ces procédés ne valent pas celui

cité plus haut. Il est incontestable qu'avec la pâte de Vienne, celle de Canquoin, mais surtout celle que j'ai modifiée, on obtient de grandes et solides adhérences.

V

CONCLUSIONS

—

D'après ce que j'ai déjà dit des préparations de Condurango qui sont jusqu'ici sans aucun doute le meilleur spécifique du cancer (professeurs Friedreich, Immermann, Bischoff), puisque sous leur influence les tumeurs par si nomateuses diminuent et disparaissent, et ayant constaté l'action si sûre de la pommade caustique au Condurango qui détruit si bien les cancers externes, tout homme sérieux qui n'a pas de parti pris se rangera de mon côté. J'ai l'intime conviction que tous ceux qui auront bien voulu lire attentivement et sans opinion préconçue les observations précédentes seront assurés que la méthode que j'emploie est celle qui a donné jusqu'à ce jour les meilleurs résultats.

Cette méthode que j'ai expliquée est simple, facile à comprendre, d'une innocuité absolue, en comparaison du bistouri qui présente bien des dangers.

Je n'ai pas voulu fatiguer le lecteur par un plus grand nombre d'observations. J'ai relaté les cas les plus frappants observés par les plus grands maitres de l'art et par moi-même.

L'école française, inspirée par les travaux des Cruveilhier, des Broca, des Lebert et d'autres, est devenue trop pessimiste. On abandonne le pauvre cancéreux à son épouvantable sort.

En d'autres pays et notamment en Allemagne on ne désespère pas si vite. D'après ce que j'ai vu là, et principalement à Bâle en Suisse et d'après mes observations personnelles, j'affirme fermement qu'il y a peu de maladies dont le diagnostic de cancer a été posé qui soient incurables absolument.

Le médecin renvoie le malade, ayant conscience de son impuissance parce qu'il se souvient du fameux : *Magister dixit*. C'est contre ce nihilisme que' j'ai tâché de réagir. J'ai été récompensé de mes efforts.

Il ne s'agit pas dans cette question du cancer de théories; on demande des faits. Il faut montrer quel est le remède ou les remèdes qui guérissent le mieux et le plus innocemment.

J'ai fait marcher de front pour la cure des tumeurs cancéreuses deux méthodes de traitement qui s'allient parfaitement et qui, prises chacune à part, ont fait leurs preuves.

Je demeure surtout et plus que jamais partisan de la destruction du cancer sur place, parce que la pluralité des auteurs modernes sont d'accord pour croire que la maladie est d'abord locale. Il suffit de citer : Sédillot, Kœberlé, Billroth, Nussbaum, Volkmann, Esmarch, Virchow.

Je répète encore ici que je suis parfaitement

convaincu que le cancer traité par ma méthode dans la première période, c'est-à-dire quand la maladie est encore localisée et n'a pas encore rayonné dans les parties circonvoisines, est parfaitement guérissable, en grande proportion. La récidive est alors l'exception.

Bien faite, l'opération avec le caustique, comme je l'ai constaté, se fait avec précision, peut-être plus mathématiquement qu'avec le bistouri; il n'y a à la suite de son application aucune complication de n'importe quelle sorte.

Les pansements sont très simples; ils se font généralement avec la pommade, l'emplâtre et la teinture de Condurango·

Dans la plupart des cas, grâce à une façon spéciale d'application de bandelettes de sparadrap, j'obtiens une guérison immédiate, une fois l'escharre tombée.

Je livre avec confiance ce petit travail au public, heureux au-delà de toute expression si j'ai pu résoudre le grand problème qui préoccupe depuis si longtemps malades et médecins.

BIBLIOGRAPHIE

Antisell Thomas. On Condurango. American. Jour 1871.

Smith Blanch I. The effects of Condurango New-York med. Rec. 1871.

Hœgler. Ueber die Wirkung der Condurangorinde. Correspondenz Blatt für Schweitzer Aertzte : 1880.

Heiligenthal. Tumor im Epigastrium. Mittheilungen aus Baden. XXVIII. 22. 1874.

Friedreich. Ein Fall von Magenkrebs. Berliner Klinische Wochenscrift. XI. 1874, n° I.

Brunton. Results of experiments on the general action of Condurango. Journal of anatom. and Phys. 1876.

Hoffmann. Klinische Beobachtungen uber die Wirkung der Condurangorinde bei Carcinom. 1881.

Trousseau. Journal des Connaissances médico-chirurgicales 1835 (De l'emploi du caustique de Vienne dans le traitement du cancer utérin).

Velpeau. Article *Mamelles.* Dictionnaire en 30 volumes.

Depaul. De l'emploi des caustiques dans les maladies chirurgicales. Paris 1847.

Brodie. Lectures illustratives on various subjects in pathology and surgery. Lecture XVII : Destruction of parts by caustics.

Maisonneuve. Leçons cliniques sur les affections. cancéreuses. Paris 1852-54.

Bonnet. Traité de la cautérisation, par Philippeaux. Paris 1856.

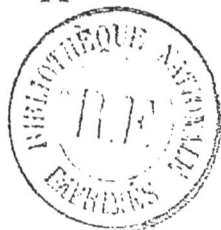

NICE. — IMPRIMERIE V.-E. GAUTHIER ET C°

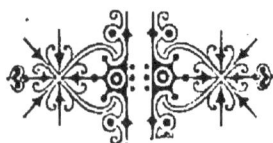